CONSIDÉRATIONS

SUR

LES MÉDICAMENS

PRÉPARÉS EN FABRIQUE;

PAR M. BOUILLON-LAGRANGE,

Docteur en Médecine et Docteur ès-sciences, Professeur-Emérite de l'Université, Professeur de Chimie à l'École spéciale de Pharmacie, Membre de plusieurs Sociétés savantes, tant françaises qu'étrangères.

Lues au Cercle Médical.

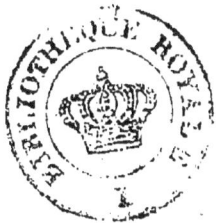

A PARIS,

1820.

CONSIDÉRATIONS
SUR LES MÉDICAMENS
PRÉPARÉS EN FABRIQUE.

IL existe un grand nombre de substances usitées en médecine, que préparent certains Droguistes et quelques individus dans des établissemens connus sous le titre de Fabrique de produits chimiques.

Le charlatanisme et la cupidité sont les seuls mobiles qui ont engagé les chefs de ces fabriques à créer des procédés particuliers pour livrer à vil prix des médicamens informes, n'ayant plus les propriétés que réclame la médecine, et qui peuvent être considérées comme des plus importantes.

Il y a long-temps que des Médecins et des Pharmaciens se plaignent de cet abus; ils connaissent les moyens de substitution, mais ils ne peuvent arrêter les progrès que font chaque jour ces hommes si dangereux à l'art de guérir.

Plusieurs Droguistes-Pharmaciens, particulièrement ceux qui résident dans les communes des départemens de Seine , Seine et Oise , et Seine et Marne , au lieu de préparer leurs médicamens , trouvent plus facile et moins dispendieux de les acheter tout préparés.

Depuis plus de quinze ans que je suis chargé de l'inspection des officines et des magasins de drogueries et d'épiceries dans le rayon de dix lieues de Paris , j'ai été à même de juger des différences qui existaient dans les médicamens que vendent des Epiciers-Droguistes dans les communes où il n'y a pas de Pharmaciens.

Nous ne saurions porter trop d'attention sur un sujet qui intéresse autant la Médecine que la Pharmacie. La sophistication , qui n'était qu'une fraude partielle , est devenue un art si étendu et si compliqué , qu'il a fourni à un Pharmacien instruit un volume de près de 3oo pages , consacrées à en révéler les procédés. (*) En parcourant cet Ouvrage , on est effrayé des dangers auxquels sont exposés les malades , et l'on ne conçoit pas qu'un Médecin puisse maintenant ordonner un médicament , même simple , sans s'être assuré qu'il est exempt de tout mélange frauduleux.

_____

(*) De la Sophistication des substances médicamenteuses et des moyens de la reconnaître , par P. FAVRE. *Paris*, 1 vol. in-8°. , chez COLAS , Libraire , rue Dauphine.

J'ai donc pensé que mes collègues voudraient bien accueillir les observations que j'ai faites sur la nature et l'emploi de ces sortes de médicamens, dans l'intention de faire voir aux Médecins que s'ils ne retirent pas toujours de l'usage de quelques médicamens les succès qu'ils ont droit d'en attendre, cela tient souvent au peu de soins apportés à leur préparation. Nous ne saurions donc prendre trop de précautions, et nous adresser à des Pharmaciens connus par leur exactitude.

L'abus que je signale aujourd'hui est bien connu sans doute ; mais quels sont les moyens de le détruire ? Des Droguistes munis d'un diplôme de Pharmacien, préparent et vendent des médicamens. Des fabricants, sous prétexte de préparer pour les arts, vendent aussi des préparations usitées en médecine, et que l'on ne doit plus considérer comme médicamens. D'autres, enfin, pour avoir le droit de préparer des médicamens non usités dans les arts, s'associent avec de jeunes Pharmaciens nouvellement reçus soit par les Ecoles, soit par les Jurys.

On a proposé comme moyen de neutraliser ces établissemens, un réglement de police qui forcerait les Épiciers-Droguistes des communes rurales à ne prendre leurs médicamens que chez des Pharmaciens connus, et à présenter, lors des visites, des factures régulières données par les Pharmaciens fournisseurs, et visées par le Maire ; mais ce moyen ne nous paraît pas admissible ; aucune loi, aucun réglement de police n'autorise les Épiciers – Droguistes des communes où n'est établi aucun Pharmacien, à vendre des médicamens composés. Cette tolérance est un abus très – blâmable, car la santé du cultivateur et de l'habitant des campagnes doit être aussi précieuse à l'état que celle des citadins. La loi du 21 germinal an 11, permet seulement aux Officiers de santé dans les campagnes où nul Pharmacien n'a ouvert d'Officine, d'avoir un dépôt de médicamens. Mais les Officiers de santé eux-mêmes n'ont pas le droit de les préparer, ils doivent les prendre chez un Pharmacien connu et légalement reçu. Ce sont donc les Officiers de santé eux-mêmes, qu'il faudrait seuls charger de la vente des médicamens, et astreindre à présenter des factures, lors des visites que l'on fait annuellement en exécution de la loi.

Quant aux Pharmaciens, en supposant qu'il leur soit désavantageux de préparer en petit certains médicamens, on doit les inviter à ne donner leur confiance qu'à des Pharmaciens connus par leur probité et leur exactitude.

Parmi les faits qui me sont connus et que je crois inutile de multiplier, je n'en citerai qu'un; il vous prouvera combien on abuse de la crédulité du peuple, et même de notre confiance.

Une saisie est ordonnée par M. le Préfet chez un Épicier ayant chez lui, depuis nombre d'années, un dépôt de médicamens anglais; quelle est notre surprise lorsque nous découvrons que les bouteilles, boîtes, vases, étiquettes étaient fabriqués en France, d'après des modèles anglais, et que les médicamens étaient préparés par un Droguiste de la rue des Lombards! voilà l'exacte vérité. Ce fait, comme tant d'autres, prouve combien il faut se défier des apparences; combien il faut être sévère dans le choix de ceux qui exécutent nos formules, et éviter qu'elles ne soient portées chez des Droguistes, des Épiciers et même des Herboristes, comme cela arrive journellement.

Il est donc temps, Messieurs, de nous éclairer sur les fraudes qui existent, et d'anéantir en médecine l'usage de plusieurs médicamens préparés chez certains Droguistes et dans les fabriques.

Deux objets doivent principalement nous occuper :

1°. La préparation de ces médicamens;

2°. Les inconvéniens qui résultent de leur emploi en médecine.

Parmi ces médicamens les principaux sont:

Les Sels en général;

Tous les sels sont ou dénaturés ou altérés : veut - on du tartrate de potasse ? on vous donne le tartrate de soude et de potasse; veut - on du sur - oxalate de potasse ? il se trouve mêlé de sur-tartrate de potasse! etc....

Le sulfate de magnésie est remplacé par le sulfate de soude, etc.

Les extraits ou sont mal préparés, ou ne représentent jamais la substance dont ils portent le nom.

L'extrait sec de quinquina se prépare ordinairement avec le quinquina *nova* ou les plus inférieurs; souvent on y ajoute la racine de gentiane ou le quassia, et une forte dose de gomme arabique.

Il est facile de distinguer ce composé d'une préparation bien faite; il n'a ni la saveur, ni la couleur, ni la solubilité de l'extrait dit sel essentiel. Celui-ci a une saveur amère un peu styptique, il attire l'humidité de l'air, et sa solution est peu troublée par l'alcool.

L'extrait de ciguë avec la fécule n'est souvent qu'un mélange de poudre de ciguë mal séchée, et un extrait amer. Voilà ce que l'on trouve chez la plupart des Épiciers-Droguistes des campagnes.

Quand un Pharmacien ne prépare pas cet extrait, il doit s'attendre à être trompé. Ce fait est constant, et dans plus d'une occasion l'École a reconnu que l'extrait dit *de ciguë avec fécule,* était un mélange d'extrait amer et de ciguë pulvérisée.

Nous avons aussi reconnu qu'un seul sirop, plus ou moins coloré, sert à préparer tous ceux qui sont demandés. Quelques Pharmaciens méritent ce reproche, aussi bien que les Droguistes.

Le sirop d'ipécacuanha se trouve précipité en jaune par l'acide hydro-sulfurique. Le plus souvent on le prépare avec la teinture alcoolique, quelquefois avec l'émétique; d'autres se servent de l'infusion ou de la décoction; toutes ces variétés doivent singulièrement embarrasser le praticien. J'ai vu de ces sirops faire vomir les enfans, à la dose d'une cuillerée à café, tandis que sur le même individu trois ou quatre

*

cuillerées d'un autre sirop ne produisaient aucun effet.

Les pastilles d'ipécacuanha diffèrent aussi. On a la certitude que, pour les avoir plus blanches, on les prépare avec l'émétique.

Le sirop antiscorbutique dont on obtient tant de succès lorsqu'il est administré convenablement, se vend rue des Lombards, et même rue des Cinq-Diamans, trente sols la livre.

Goûtez ce sirop, vous n'y trouvez qu'un peu d'amertume et une légère odeur de plantes antiscorbutiques. Calculez ce que doit coûter le sirop préparé selon le *Codex*, et jugez si le marchand n'est pas généreux !... il vend au-dessous de ses déboursés.

Le sirop de rhubarbe composé contient à peine le quart de la rhubarbe prescrite, et souvent, au lieu de rhubarbe de Chine, on emploie celle du pays.

Ainsi, dans un sirop, la substance la plus active est remplacée par un corps inerte ; aussi quand on examine ce sirop, on reconnaît qu'il colore à peine l'eau.

SIROP DE BELET.

Ce sirop est un de ceux que l'on prépare mal. Si l'on néglige de le prendre chez un Pharmacien, on peut être certain d'être trompé.

Jai vu de ce soi-disant sirop qui précipitait en jaune verdâtre par la potasse, tandis que ce sirop préparé suivant la formule que j'ai publiée dans le Journal de Pharmacie, précipite en noir par le même alcali.

Un fait qu'il ne faut pas passer sous silence, c'est le moyen employé aujourd'hui pour décolorer les sucres. Plusieurs Droguistes et Confiseurs ne craignent pas de faire entrer l'acétate de plomb dans la clarification du sucre, et il n'est pas rare de trouver chez eux des sirops d'un aspect agréable, à la vérité, mais qui causent de violentes coliques aux malades.

Du sirop de capillaire traité, dernièrement, par l'acide hydrosulfurique, est devenu noir sur-le-champ, et il s'est formé un précipité de sulfure de plomb.

Le moyen le plus sûr pour reconnaître ces sirops, est de les étendre d'eau, et d'y faire passer le gaz hydrosulfurique.

Les Droguistes vous disent, nous avons des recettes pour les médicamens que l'on veut à bon compte, quand on nous demande des sirops; il faut bien les préparer; si nous refusons, on ira chez le voisin qui ne le refusera pas. Nous disons à notre tour aux Pharmaciens, aux Officiers de santé des campagnes, adressez-vous donc aux Pharmaciens de la ville, vous payerez à la vente la valeur du médicament, mais aussi vous serez certains de sa bonté et de son efficacité.

Le nitrate d'argent fondu (pierre infernale) préparé dans les fabriques est rarement pur. Il contient du nitrate de potasse. Cette fraude est bien connue, mais pour beaucoup de gens, c'est le prix et non la qualité de la substance qui mérite attention.

Ce que l'on connaît sous le nom de terre foliée de tartre n'a point de rapport avec le sel provenant des fabriques. Pour l'obtenir très-blanc, on le prépare avec de l'acide pyroligneux ou vinaigre de bois; ensuite on le calcine, de sorte qu'une portion de l'acide est décomposée, l'alcali prédomine, et l'on obtient une substance qui peut flatter l'œil par sa blancheur, mais qui n'a plus les propriétés de ce que les anciens ont connu et indiqué sous le nom de terre foliée. Ce sel contient une substance particulière appartenant au vinaigre distillé, qui lui donne cette propriété savonneuse, comme disaient les anciens. Ce sel est compacte, il attire moins promptement l'humidité de l'air; sa saveur est chaude, souvent caustique; il n'a pas l'aspect micacé et savonneux de la terre foliée; tout celui qui sort des fabriques de Drogueries verdit le sirop de violette. Les estomacs susceptibles ne peuvent le supporter.

On doit donc, dans la pratique, préférer ce sel moins blanc et possédant toutes les propriétés de l'ancienne terre foliée qui n'est pas ce que l'on nomme en chimie acétate de potasse. En général il faut bien distinguer dans certains sels la qualité chimique et la qualité médicamenteuse. Pour qu'un sel soit bien préparé en chimie, il doit être autant pur que possible, entièrement privé de toute matière étrangère. Mais, comme médicament, ce même sel doit souvent contenir des substances étrangères destinées à modifier son action trop énergique, ou à exercer sur l'économie animale une action propre que nous ne connaissons pas encore bien. Plusieurs observations, plusieurs expériences comparatives, faites au lit du malade, m'ont convaincu de cette vérité.

Je pourrais citer encore l'esprit de Mendérérus qui n'est pas non plus l'acétate d'ammoniaque pur.

C'est souvent un mélange de vinaigre de bois et d'ammoniaque, qui forme l'esprit de Mendérérus; ce sel qui, suivant les meilleures formules, doit marquer cinq dégrés, en marque à peine deux. Beaucoup de personnes s'ima-

ginent qu'il est indifférent de préparer ce médicament suivant telle ou telle formule, ils se
trompent et mettent dans l'embarras le Médecin qui ne sait plus à quelle dose il doit le
prescrire.

L'émétique ne doit pas moins fixer votre
attention. On vend, dans le commerce, cette
substance à l'état pulvérulent. Ce sel, qui pro-
vient souvent de l'évaporation à siccité de la
liqueur, contient des matières étrangères, telles
que du tartrate de chaux, de la silice, etc. :
en sorte que sa propriété émétique varie beaucoup. Voilà pourquoi on ne peut souvent obtenir d'effet qu'à la dose de quatre, cinq et même
six grains. Souvent alors l'individu persuadé
qu'il ne vomit que très – difficilement, prend
la même dose d'émétique dans une autre mai-
son., et se trouve fort incommodé s'il a pris
de bon émétique.

Le kermès est aussi susceptible de varier
dans sa composition. Tantôt on y mêle de la
brique pilée, tantôt cette substance est telle-
ment altérée, qu'elle a perdu une grande partie de ses propriétés.

Le laudanum liquide est encore un de ces
médicamens de fabrique sur lequel vous devez
porter d'autant plus d'attention qu'il est très-
fréquemment et très-utilement employé. Qui

garantira que M. donne du laudanum bien préparé, qu'il a suivi exactement la formule du
Codex, quand il le vend 6 fr. par kilogramme,
au-dessous de ce qu'il doit lui coûter? quand
ce vin composé ne colore point en jaune, et
quand on ne trouve par l'évaporation que le
tiers des parties solubles d'un laudanum fidèle-
ment préparé?

Il en est de même de l'éther sulfurique. On
emploie dans certaines fabriques toute espèce
d'alcool, on pousse la distillation au point de
faire passer une substance bitumineuse que
les rectifications ne peuvent plus séparer. Dans
quelques-unes la distillation se fait dans des
vases de cuivre. Dans le commerce on ajoute
de l'alcool à l'éther. Ces sortes de liqueurs
n'ont en général ni l'odeur, ni la saveur, ni
la pesanteur spécifique, ni l'extrême volatilité
d'un bon éther. Au lieu de calmer, ils pro-
duisent souvent une irritation dont on cher-
che ailleurs la cause.

Parlerai-je encore des onguens, pommades,
huiles médicinales, remplacés effrontément
chez les Droguistes par des graisses colorées,
des huiles aromatisées?

On sait que leur Populeum n'est souvent
que de la graisse colorée avec du curcuma
et de l'indigo, quelquefois avec des épinards.

Comme leur baume tranquille qu'ils vendent à 1 fr. 20 c. la livre, quand l'huile seule vaut 1 fr. 60 c.

Je ne parle pas non plus de l'onguent mercuriel sans mercure, coloré avec le sulfure d'antimoine, ou contenant seulement un quart de mercure au lieu de parties égales ; ni de la pommade citrine sans mercure , ni des emplâtres de ciguë , épispastique , etc. ; ce seroit découvrir autant de fraudes dangereuses que quelques gens sans pudeur ne craindraient peut-être pas de répéter.

Qui ne sait que toujours les subtances pulvérisées sont préparées avec les drogues les plus inférieures en qualité ; que la rhubarbe piquée, les grabelures de quinquina, ou celui dit *nova*, le chevelu des racines d'ipécacuanha , les squames extérieures de scille sont réservées pour la poudre.

On a surpris des Droguistes - Pharmaciens qui faisaient sécher les cantharides après en avoir extrait les principes solubles dans l'alcool, qui vendaient cette substance épuisée pour être mise sur des vésicatoires. Plusieurs malades ont été victimes de l'inaction de ces vésicatoires.

Les poudres composées présentent encore des mélanges beaucoup plus informes. Souvent on ne craint pas de remplacer une substance exotique d'un prix élevé, par une indigène, qui le plus souvent n'appartient ni à la classe ni à la famille.

Les Pharmaciens des villes savent très-bien cette fraude, aussi se gardent-ils de demander aux Droguistes des substances pulvérisées. Mais qui peut répondre qu'un Épicier, qu'un Officier de santé de la campagne, qui souvent manquent d'ustensiles pour la pulvérisation, ne seront pas trompés ?

Au Droguiste appartient la vente en gros des drogues simples; au Pharmacien la préparation des médicamens. Que chacun rentre dans les limites de ses fonctions, et alors plus de confusion, et le Médecin prescrira des médicamens quand il sera certain de ses effets.

Il est donc nécessaire de vous prévenir contre de pareils abus, et inviter les Pharmaciens et les Officiers de santé autorisés à vendre des médicamens, à bien choisir le magasin où ils s'adressent pour leur approvisionnement.

Je n'ai pas besoin de vous dire qu'en signalant ces fraudes, je suis loin d'inculper tous les Droguistes, il en est plusieurs qui jouissent d'une confiance méritée, et qui se trouvent inscrits avec distinction parmi les Pharmaciens.

Malheureusement, Messieurs, lorsque l'on

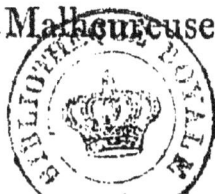

adresse à certaines autorités locales des plaintes
contre les abus introduits dans l'exercice de
la Pharmacie, ces plaintes sont reçues avec
cette indifférence qui n'est que la traduction du
dicton latin : *de minimis non curat Prætor.*
Cependant, chaque jour le charlatanisme et
la cupidité compromettent la vie des citoyens
et la réputation du Médecin. Je vous ai à peine
présenté la centième partie des fraudes que
se permettent les Pseudo-Pharmaciens-Dro-
guistes. Des Médecins qui voyagent dans l'O-
rient, dans l'Inde et l'Amérique, nous ont
transmis des observations qui prouvent que
les médicamens sont déjà altérés dès leur
source ; nous savons encore qu'il existe en
Angleterre, en Hollande et en Allemagne des
manufactures de drogues sophistiquées. Si ces
drogues, si impures, si avariées, que l'on ne
visite aux lignes de douane que pour percevoir
le droit du fisc, sont encore altérées et mé-
langées dans les magasins de drogueries, quelle
garantie les Médecins peuvent-ils avoir de la
bonté des remèdes qu'ils ordonnent, et quelle
grande responsabilité pèse sur leur tête ! Un
des Rédacteurs du Journal de Pharmacie, dans
un article intéressant sur la législation pharmaceutique, inséré au N°. de mars dernier,
a rappelé les précautions minutieuses et sévères

que prescrivait autrefois l'autorité pour s'as-
surer de la bonne qualité des médicamens. (*)
Il serait fort à désirer qu'une partie de ces me-
sures rigoureuses fût remise en vigueur; mais,
en attendant cette heureuse réforme, les Médecins ne peuvent avoir de sécurité dans leur
pratique, qu'en inspectant eux-mêmes et souvent en analysant ou faisant analyser sous
leurs yeux les médicamens qu'ils auront pres-
crits, lorsque leurs malades ne s'adressent pas
à des Pharmaciens bien connus par leur exactitude, leurs lumières et leur probité.

(*) J'ajoute ici cet article. Les détails dans lesquels
l'Auteur , notre collègue CADET DE GASSICOURT , est
entré, démontreront que , si l'on avait bien l'intention
de réprimer les abus, on en trouverait les moyens dans
la législation actuelle.

De la Législation pharmaceutique.

Lorsqu'on s'adresse à l'autorité pour réprimer les abus,
qui chaque jour entravent et avilissent l'exercice de l'art
de guérir, les préfets, les ministres, les magistrats ré-
pondent : *Attendez une nouvelle loi, la législation est
incomplète ; on n'a pas de moyens assez puissans pour
réprimer le charlatanisme.* C'est une erreur, et ce déni
de justice vient de la négligence des préfets et de la
paresse des juges, qui n'ont point examiné la législation
qu'ils accusent d'impuissance.

Toute loi qui n'a point été rapportée, et qui n'est
pas contraire à la charte, subsiste et doit avoir force et
vigueur.

Les lois du 19 ventôse et du 21 germinal an XI, n'ont
point abrogé les arrêts, statuts et règlemens de la méde-

cine et de la pharmacie, qui ne sont point en contra-
diction avec les dispositions de ces lois.

Cela est si vrai que dans l'ordonnance du roi du 8 août
1816, relative à la publication du *Codex*, on a rappelé
comme obligatoire l'arrêt du parlement de Paris, en
date du 23 juillet 1748.

Cette citation remarquable nous a engagés à lire,
non-seulement cet arrêt dont les expressions sont fort
remarquables; mais encore ceux qui l'ont précédé jusqu'à
l'arrêt du 3 août 1536, copié par le commissaire *Lamare*
dans son Traité de police. Cet arrêt du 3 août est fort
long et fort curieux. Il fut rendu à l'occasion d'une
pretention élevée par les religieux de l'abbaye de Sainte-
Geneviève, qui d'après leurs privilèges voulaient exercer
seuls la surveillance sur les pharmaciens et épiciers établis
dans l'étendue de leur juridiction, et protestaient contre
les visites faites sans leur ordre, par les médecins de la
faculté et par les jurés pharmaciens. Les génovéfains ne
gagnèrent pas entièrement leur procès; mais ils obtin-
rent la faculté de faire accompagner les visiteurs par un
commissaire délégué par l'abbaye.

On trouve dans le dispositif de cet arrêt toutes les règles
de discipline, auxquelles on assujettissait alors les pharmaciens; et ces règles, extrêmement sévères, étaient
puisées dans une ordonnance du Roi Charles VIII. En
voici quelques-unes.

Il était défendu aux pharmaciens reçus d'acheter et
d'employer aucune drogue dans leurs compositions, avant
que lesdites drogues eussent été visitées par les maîtres
jurés, devant le doyen de la faculté, et déclarés de bonne
qualité. Cet examen se faisait sans salaire.

Ainsi, lorsque les apothicaires voulaient préparer des
électuaires et autres compositions officinales, ils étaient
tenus de prévenir MM. les médecins et apothicaires jurés,
de prendre jour et heure avec eux, d'exposer méthodi-
quement sur une table les drogues simples qu'ils voulaient employer, afin qu'elles fussent visitées et approu-
vées. S'ils contrevenaient à cette loi, ils étaient punis
d'une amende de *cent marcs d'argent*, de prison, et
même ils pouvaient être *pendus*, selon le cas.

Telle était l'importance que l'on mettait alors au choix

des médicamens. On porta même plus loin cet examen
scrupuleux. Nous avons trouvé une sentence de police du
17 juillet 1610, qui soumet à la visite des médecins
toutes les drogues simples et épiceries arrivées dans la
ville pour le compte des droguistes. Ces drogues ne pouvaient entrer dans leurs magasins et être livrées au commerce qu'après avoir été déclarées bonnes. Une visite
devait se faire dans les vingt-quatre heures qui suivaient
l'arrivée des marchandises. La même sentence enjoint
aux médecins de se faire accompagner chez les épiciers
et les apothicaires, par un certain nombre de bacheliers
en médecine, et à tour de rôle, pour que ces étudians
puissent acquérir la connaissance des drogues simples et
composées.

Revenons à l'arrêt de 1536; il renferme un passage
fort singulier, qui mérite d'être rapporté pour prouver
quels changemens étranges le temps apporte à la signi-
fication des termes.

« Et pour ce (dit l'arrêt) qu'en l'art de médecine, les
» médecins usent d'un *quiproquo*, ordonne ladite cour,
» que, pour le bien de la chose publique et conserva-
» tion de la santé, ladite faculté de médecine s'assem-
» blera pour élire six des plus notables d'entre les doc-
» teurs d'icelle, qui rédigeront les dispensaires desdits
» *quiproquo*; et feront connaître quand ils devront être
» baillés aux malades, et ce qui sera par ces six méde-
» cins ordonné, enjoint la cour aux apothicaires de s'y
» conformer, sous peine de cent marcs d'argent d'a-
» mende, de la prison et de la *potence*, et leur fait dé-
» fense d'user d'aucun *quiproquo*, sinon de ceux qui leur
» seront ordonnés par lesdits six docteurs aux dispen-
» saires susdits. »

Il est évident, par ce passage, qu'à cette époque *quiproquo* ne voulait pas dire erreur, méprise; mais sim-
plement formule magistrale; et il est bizarre qu'un pharmacien fût exposé à être pendu pour n'avoir pas fait de
quiproquo.

La jurisprudence des arrêts qui ont été rendus depuis,
sur la discipline médicale et pharmaceutique, est à peu
près la même. Le législateur et les magistrats ont toujours
montré le même esprit de prévoyance et de crainte avec

moins de sévérité, dans les moyens de répression des abus; Ainsi l'ordonnance de Blois de 1579, les arrets de 1597, 1598, recommandent le plus grand soin dans les visites, et prescrivent à la faculté de dresser une liste exacte des noms, surnoms et demeures des docteurs reçus et qui pratiquent. Cette liste imprimée était distribuée aux pharmaciens, pour qu'ils connussent ceux qui *seuls* avaient le droit de formuler et de signer des ordonnances.

Cette législation s'est maintenue jusqu'au dix-huitième siècle. Elle se reproduit dans l'arrêt du parlement du 23 juillet 1748, dont beaucoup de pharmaciens ont oublié les dispositions, quoique cet arrêt soit imprimé en tête du *Codex medicamentarius* de 1758.

« Il fait défenses aux apothicaires d'exposer en vente
» *aucunes autres préparations et compositions que celles*
» *qui sont décrites dans le Codex*, sous peine de 100 liv.
» d'amende. Il leur défend aussi de donner les composi-
» tions mentionnées audit dispensaire, ni autres par eux
» faites, aux malades, sur autres ordonnances que celles
» des docteurs de la faculté et autres ayant le pouvoir
» d'exercer la médecine dans la ville et les faubourgs de
» Paris, lesquelles ordonnances seront *datées* et signées. »

Après ces autorités nous avons la loi du 19 ventôse an XI, qui nous assure (article IV) que l'exercice de la médecine ne sera pas usurpée en France par des étrangers, à moins qu'ils ne soient *gradués dans les univer-sités étrangères*, et que leur mérite reconnu n'ait engagé le gouvernement à leur accorder une autorisation spéciale.

La même loi, ne reconnaissant pas les anciens privi-léges vendus par les médecins et chirurgiens du roi, n'accorde le droit d'exercer qu'aux docteurs reçus par les anciennes facultés de médecine, les collèges de chi-rurgie et les communautés de chirurgiens. (Art. III.)

C'est encore la même loi qui ne permet pas aux *officiers de santé* d'exercer hors du département où ils ont été reçus. (Art. XXIX.)

La loi du 21 germinal an XI donne les mêmes garan-ties aux pharmaciens. Elle interdit la vente de tout médi-cament composé, à ceux qui n'ont pas été reçus dans une école de pharmacie ou par un jury médical. (Art. XXV.)

Les médecins ne sont pas exceptés de cette règle générale.

Enfin tout débit au poids médicinal, toute distribution de drogues et préparations médicamenteuses sur des théâtres ou étalages, dans les places publiques, foires et marchés, toute annonce et affiche imprimée qui indiqueraient des remèdes secrets, sous quelque dénomination qu'ils soient présentés, sont sévèrement prohibés. (Art. xxxvi.)

Quelques charlatans, à l'aide de vieux certificats et de vieilles permissions, pouvaient échapper à la loi ; mais un décret du 18 août 1810 est venu leur enlever cette ressource jésuitique. Ce décret porte que les permissions accordées aux inventeurs ou propriétaires de remèdes ou compositions dont ils ont seuls la recette, sont abrogées. Lesdits propriétaires sont tenus de s'adresser au ministre de l'intérieur, qui renvoye, s'il le juge convenable, le pétitionnaire devant une commission de la faculté de médecine, chargée d'examiner de nouveau le remède proposé.

Cette législation nous paraît bien suffisante pour donner aux préfets et aux tribunaux de police correctionnelle, les moyens de réprimer les abus qui entravent et qui entachent aujourd'hui l'exercice de l'art de guérir.

Si donc nous voyons, au grand scandale et au grand détriment du public, des charlatans anglais, italiens, espagnols, allemands, préférés à nos plus habiles praticiens ;

Si le *bourreau* d'une grande ville, sans autre étude anatomique que celle qu'il a faite sur la place publique, obtient un diplôme de docteur en médecine ;

Si des médecins colportent eux-mêmes des médicamens; s'ils formulent en chiffres et en argot; si des apothicaires traitent des malades à domicile et donnent des consultations; si des pharmaciens ambulans obtiennent des diplômes ou le nom du département est en blanc; si, dans la ville de Nancy, par exemple, un ouvrier journalier est transformé en pharmacien sans aucune étude préliminaire ;

Si les journaux sont remplis d'annonces et remèdes secrets ; si nos ponts, nos places publiques et nos quais sont couverts de guérisseurs à cheval ou en voitures, accompagnés de trompettes, de tambours et de cymbales ;

Si une nuée d'officiers de santé exercent la pharmacie

dans Paris, et couvrent les murs de leurs affiches men-
songères ;

Si la congrégation des Sœurs-Grises se croit une faculté
de médecine ;

Si les herboristes, les confiseurs, les distillateurs et
chocolatiers font des préparations pharmaceutiques ;

Si les poudres d'Aillaud, de Godernaux, les grains de
santé, les perles d'Hygie, les tablettes d'Archbald, les
teintures de Greenougle, les pastilles de Pringle, l'essence
éthérée de Rouvière, les emplâtres de Kennedi, les colliers
anodins et tant d'autres préparations occultes sont offertes à
l'imbécillité ou à l'impatience des malades crédules ; n'accu-
sons plus l'impuissance des lois, mais l'incurie des hommes
que l'état paye pour veiller à la sûreté publique et à la
conservation des droits acquis par de longues études et
des examens dispendieux.

Il est des époques où en France on n'obtient rien de l'autorité, sans importunité. Il y a quatre ans que les médecins
et pharmaciens sollicitent une organisation plus régulière,
une discipline plus sévère. S'ils n'ont rien obtenu encore,
c'est qu'ils n'ont pas été assez pressans. Qu'ils se pé-
nètrent de leurs droits, qu'ils ne laissent s'introduire
aucun abus sans le signaler, qu'ils suivent leurs demandes
avec persévérance, et ils réussiront.

F I N.

DE L'IMPRIMERIE DE COUTURIER,
rue de la Montagne Sainte-Geneviève, Nº. 29.